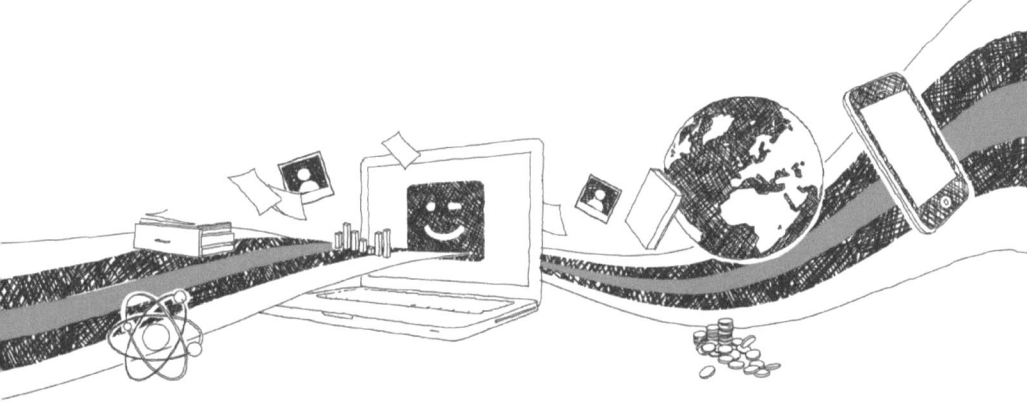
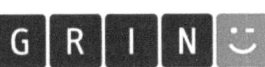

Gesetz zur Neuordnung des Arzneimittelmarktes. Bewertungs- und Preisbildungsprozess

Die Versorgungsqualität bei Typ-2-Diabetes

Nadine Schnier

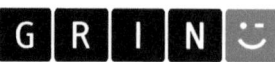

Bibliografische Information der Deutschen Nationalbibliothek:

Die Deutsche Nationalbibliothek verzeichnet diese Publikation in der Deutschen Nationalbibliografie; detaillierte bibliografische Daten sind im Internet über http://dnb.d-nb.de abrufbar.

ISBN: 9783346335050
Dieses Buch ist auch als E-Book erhältlich.

Druck und Bindung: Books on Demand GmbH, Norderstedt Germany
Gedruckt auf säurefreiem Papier aus verantwortungsvollen Quellen

Das vorliegende Werk wurde sorgfältig erarbeitet. Dennoch übernehmen Autoren und Verlag für die Richtigkeit von Angaben, Hinweisen, Links und Ratschlägen sowie eventuelle Druckfehler keine Haftung.

Das Buch bei GRIN: https://www.grin.com/document/978485

Hochschule Fresenius

Fachbereich onlineplus

Studiengang: Management im Gesundheitswesen

Hausarbeit

Der Bewertungs- und Preisbildungsprozess unter dem AMNOG in Bezug auf die Versorgungsqualität bei Typ-2-Diabetes

Nadine Vankann

Modul: Gesundheitsökonomie

Abgabedatum: 31.07.2018

Inhaltsverzeichnis

Abkürzungsverzeichnis

AMG	Arzneimittelgesetz
AMNOG	Arzneimittelmarktneuordnungsgesetz
BfArM	Bundesinstitut für Arzneimittel und Medizinprodukte
BIP	Bruttoinlandsprodukt
ENB	Erneute Nutzenbewertung
FNB	Frühe Nutzenbewertung
G-BA	Gemeinsamer Bundesausschuss
GKV	Gesetzliche Krankenversicherung
IQWIG	Institut für Qualität und Wirtschaftlichkeit im Gesundheitswesen
OTC	Over-the-Counter

1 Einleitung

Die Entwicklung der Gesundheitsausgaben ist in Deutschland ein häufig diskutiertes Thema, sowohl in der Politik, als auch in den Medien. Bei der Veranschaulichung der vollständigen Gesundheitsausgaben zeigt sich eine Verdopplung der Ausgaben, stellt man die Jahre 1992 und 2015 gegenüber (160 versus 344 Milliarden Euro) (Statistisches Bundesamt, 2018). Hierbei müssen jedoch die Faktoren der wirtschaftlichen Entwicklung und der allgemeinen Preissteigerung mit beachtet werden. Das Brutto-Inlands-Produkt (BIP) ist im gleichen Zeitraum ebenfalls um ca. 176% gestiegen. Somit haben sich nicht nur die Gesundheitsausgaben erheblich vermehrt, sondern die gesamte wirtschaftliche Leistung der Bundesrepublik Deutschland ist angestiegen (Statistisches Bundesamt, 2018).

Der Arzneimittelmarkt ist einer derjenigen Bereiche im Gesundheitssystem, der die meisten Regulationen seitens des Staates erfährt. Um einem weiteren Kostenanstieg entgegenzuwirken, trat am 01.01.2011 unter der Koalition der CDU/CSU und FDP das Arzneimittelmarktneuordnungsgesetz (AMNOG) in Kraft (Lexikon des deutschen Gesundheitssystems-Online, 2018). Es soll dazu beitragen, Menschen im Krankheitsfall „die besten und wirksamsten Arzneimittel zur Verfügung zu stellen" (Cassel & Ulrich, 2017). Der Pharmamarkt sowie der mit ihm verbundene gesamte Gesundheitsmarkt ist unumstritten einer der größten Wachstumsmärkte der Welt. Besonders im letzten Jahrzehnt gab es vielfältige Änderungen, durch die der wirtschaftliche Druck und die staatlichen Regulierungen zugenommen haben.

Im Therapiegebiet Diabetes wurden einige neue Medikamente unter AMNOG vom Markt genommen oder gar nicht eingeführt. Da die Erkrankung eine hohe Prävalenz aufweist, führt sie zu hohen Ausgaben der gesetzlichen Krankenversicherung (GKV) und eignet sich für die Darstellung von Auswirkungen durch AMNOG (Kruse & Kulzer & Lange, 2016).

Diese Hausarbeit beschäftigt sich mit dem Bewertungs- und Preisbildungsprozess unter AMNOG im Hinblick auf die Versorgungsqualität von Patienten und Patientinnen mit Typ- 2- Diabetes.

Ziel der Hausarbeit wird es demnach sein, die Änderungen im Gesundheitsmarkt durch das AMNOG am Beispiel dieser Erkrankung kritisch zu hinterfragen.

Das AMNOG betrifft zwar auch die privaten Krankenversicherungen, die folgenden Ausführungen beschränken sich allerdings dennoch auf die GKV.

2 Inhalte des deutschen Arzneimittelmarktes

Die Arzneimittelversorgung ist einer der bedeutendsten Sektoren im deutschen Gesundheitswesen. Statistisch gesehen wird jedem Patienten pro Arztbesuch ein Medikament verordnet. Diese Art der Therapie wird von der Mehrheit angenehmer empfunden, als eine chirurgische Maßnahme oder einer Veränderung der Lebensführung (Peter, 2011).

Laut des Statistischen Bundesamtes gibt es in Deutschland 554 pharmazeutische Unternehmen (Stand: 2015) (Die Pharmabranche in Deutschland, o.J.). Die Pharmaindustrie befindet sich weltweit in einem konstanten Wachstum. Dafür gibt es verschiedene Gründe. Ein Hauptfaktor ist der demografische Wandel, ein weiterer Faktor sind Innovationen, die die Therapie von Krankheiten verbessern oder überhaupt erst möglich machen. Der Gesamtumsatz mit Arzneimitteln in Deutschland lag im Jahr 2017 bei 41,5 Milliarden Euro - ein Wachstum von fünf Prozent im Vergleich zum Vorjahr (IQVIA, Commercial GmbH & Co. 2018).

2.1 Definition Arzneimittel

Das Arzneimittelgesetz (AMG) definiert den Begriff Arzneimittel in § 2 Absatz 1 wie folgt:

> Arzneimittel sind Stoffe oder Zubereitungen aus Stoffen, 1. die zur Anwendung im oder am menschlichen oder tierischen Körper bestimmt sind und als Mittel mit Eigenschaften zur Heilung oder Linderung oder zur Verhütung menschlicher oder tierischer Krankheiten oder krankhafter Beschwerden bestimmt sind oder 2. die im oder am menschlichen oder tierischen Körper angewendet oder einem Menschen oder einem Tier verabreicht werden können, um entweder a) die physiologischen Funktionen durch eine pharmakologische, immunologische oder metabolische Wirkung wiederherzustellen, zu korrigieren oder zu beeinflussen oder b) eine medizinische Diagnose zu erstellen. (Arzneimittelgesetz (AMG) IdF vom 24.08.1976 (BGBl I, 3394) zuletzt geändert durch Artikel 1 G des Gesetzes vom 18. Juli 2017. (BGBl I, 2757)).

Arzneimittel – auch Heilmittel, Medikament, Medizin oder Pharmakon genannt – lassen sich für den Verbraucher in vier verschiedene Kategorien einteilen, je nach Bezug zur Verfügbarkeit.

- Over-the-Counter (OTC) oder auch freiverkäufliche Arzneimittel können im Supermarkt mit Selbstbedienung angeboten werden (z.B. Melissengeist). Ihre Abgabe unterliegt nicht der Kontrolle eines Apothekers.
- Apothekenpflichtige Arzneimittel dürfen nur in Apotheken verkauft werden. Eine Selbstbedienung der Kunden ist hierbei nicht erlaubt, das bedeutet für diese Arzneimittel (z.B. Aspirin) soll und muss der Apotheker dem Kunden oder der Kundin beratend und aufklärend zur Seite stehen.

- Verschreibungspflichtige Arzneimittel dürfen in der Apotheke nur nach Vorliegen einer ärztlichen, zahnärztlichen oder tierärztlichen Verschreibung (Rezept) abgegeben werden (z.B. Insulin). Das Bundesministerium für Gesundheit legt fest, welche Medikamente verschreibungspflichtig sind.
- Betäubungsmittel unterliegen dem Betäubungsmittelgesetz. Die meisten dieser Arzneimittel können eine starke Sucht und Medikamentenabhängigkeit hervorrufen. Der Arzt darf solche Mittel (z. B. Morphin) nur mittels eines speziellen Rezeptformulars verordnen.

In Deutschland werden Fertigarzneimittel am häufigsten verkauft. Diese werden im Voraus hergestellt und befinden sich beim Vertrieb in ihrer vollendeten Form (Plötz,2013 S.3-4).

3 Grundlagen zum AMNOG

3.1 Hintergrund und Zielsetzung vom AMNOG

Die Arzneimittelkosten in der GKV sind seit 1992 kontinuierlich angestiegen (Statistisches Bundesamt, 2018). Als Folge davon wurden verschiedene regulatorische Steuerungselemente, wie zum Beispiel das Festbetragssystem, in den Gesundheitsmarkt eingeführt. Diese Maßnahmen führten nicht zur erhofften Kostenminimierung (Simon, 2013). Aufgrund des anhaltenden Kostendrucks im Gesundheitssystem trat am 01.01.2011 das AMNOG in Kraft, eingeführt durch die Regierungskoalition aus CDU/CSU und FDP. Bis zu diesem Zeitpunkt war Deutschland ein Referenzland für die Arzneimittelpreisbildung. Mit AMNOG wurde die Nutzenbewertung und Preisverhandlung von neuen Medikamenten eingeführt. Nach §130b SGBV darf der Hersteller den Arzneimittelpreis in den ersten zwölf Monaten frei bestimmen und ab dem 13. Monat nach Marktzugang wird in einer Verhandlung festgelegt, wie viel das Arzneimittel zukünftig kosten wird. *(Sozialgesetzbuch 5 (SGB 5) IdF vom 28.12.2011 (BGBl I 2324) zuletzt geändert durch Artikel 3 G des Gesetzes vom 04. Mai 2017 (BGBl. I 1050, 1054)).*

Mit dem Gesetzesentwurf vom 06.07.2010 wurden folgende Ziele genannt, die den Arzneimittelmarkt neu ordnen sollen:

1. Den Menschen müssen im Krankheitsfall die besten und wirksamsten Arzneimittel zur Verfügung stehen.

2. Die Preise und Verordnungen von Arzneimitteln müssen wirtschaftlich und kosteneffizient sein.

3. Es müssen verlässliche Rahmenbedingungen für Innovationen, die Versorgung der Versicherten und die Sicherung von Arbeitsplätzen geschaffen werden. (Deutscher Bundestag, 2010)

Ein primäres Ziel stellt die Kostenreduktion für die GKV dar. Es sollen Einsparungen in Höhe von 2,2 Milliarden Euro erreicht werden. Zudem sieht das Gesetz vor, allen Versicherten der GKV die effektivsten und hochwertigsten Medikamente des Pharmaziemarktes zu ermöglichen. Als drittes Ziel wurde die Sicherheit der Arbeitsplätze in Pharmaunternehmen formuliert, im Hinblick auf uneingeschränkte Bedingungen für Innovationen. Ziel des Verfahrens ist die Balance zwischen Bezahlbarkeit und Innovation (vfa, 2018).

3.2 Die Grundzüge der Preisfindung

Durch das Inkrafttreten von AMNOG wird seit dem 01.01.2011 erstmals die frühe Nutzenbewertung von neuen Arzneimitteln durchgeführt. Hierbei bewertet der Gemeinsame

Bundesausschuss (G-BA), „ob ein gegebenenfalls behaupteter Zusatznutzen gegenüber der zweckmäßigen Vergleichstherapie anerkannt wird" (Gemeinsamer Bundesausschuss, 2017).

Grundsätzlich lässt sich das Verfahren in zwei Schritte unterteilen. Die erste Phase ist diejenige der frühen Nutzenbewertung nach §35a SGB V, und die zweite Phase umfasst die Preisverhandlung nach §130b SGB V.

Im ersten Abschnitt des Verfahrens bewertet der G-BA innerhalb von sechs Monaten den Zusatznutzen für Patienten und Patientinnen des neuen Medikaments. Dieser Zeitraum beginnt, sobald die European Medicines Agency (EMA) das Medikament zentral, oder das Bundesinstitut für Arzneimittel und Medizinprodukte (BfArM) national, zugelassen haben.

Für die Nutzenbewertung wird das Dossier des Pharmaunternehmens verwendet. Dieses Dossier besteht aus fünf Modulen und muss spätestens zur Markteinführung des neuen Medikaments vorgelegt werden. Für die Erstellung des Dokuments kann sich der Arzneimittelhersteller vom G-BA beraten lassen. Im Dossier muss der Zusatznutzen des Medikaments dargestellt werden. Dieser wird in Verbindung mit patientenrelevaten Endpunkten, wie zum Beispiel Mortalität, Mobilität und der gesundheitsbezogenen Lebensqualität verglichen (vfa, 2018). Zudem muss eine Aussage über die Wahrscheinlichkeit des Auftretens eines Zusatznutzens getroffen werden. Die Prüfung des Dossiers kann der G-BA entweder selbst übernehmen, oder das Institut für Qualität und Wirtschaftlichkeit im Gesundheitswesen (IQWIG) beauftragen. Der G-BA muss sich allerdings auch nach der Beauftragung nicht nach der Empfehlung des unabhängigen Instituts richten.

Nach der differenzierten Bewertung des Zusatznutzens findet die zweite Phase des Verfahrens statt - die Preisverhandlung. Sollte das Medikament keinen Zusatznutzen gegenüber der zweckmäßigen Vergleichstherapie aufweisen, wird es in eine Festbetragsgruppe eingegliedert. Sollte es nicht festbetragsfähig sein, findet eine Preisverhandlung zwischen dem Medikamentenhersteller und dem Spitzenverband der Gesetzlichen Krankenkassen statt, denn nur Arzneimittel mit einem Zusatznutzen dürfen höhere Kosten bei der GKV verursachen. Wie in Kapitel 3.1 bereits erwähnt, werden die Preise in den ersten 12 Monate frei vom Pharmaunternehmen bestimmt, und erst im Anschluss wird der Preis auf der Basis der frühen Nutzenbewertung ausgehandelt. Sollten die beiden Parteien innerhalb von sechs Monaten keine Einigung finden, entscheidet eine Schiedsstelle (vfa, 2018).

Eine Ausnahme stellen die sogenannten *Orphan Drugs* im AMNOG dar – hierbei handelt es sich um Arzneimittel für seltene Erkrankungen. Sie sind von der frühen Nutzenbewertung ausgenommen, denn ihr Zusatznutzen gilt ab der Zulassung durch die zuständige Bundesoberbehörde als belegt (Schwabe & Paffrath, 2016).

4 Die Auswirkungen vom AMNOG auf Typ-2-Diabetes

4.1 Der Zusatznutzen

Um die Versorgungsqualität von Menschen mit Typ-2-Diabetes bewerten zu können, müssen zunächst die Begriffe der frühen Nutzenbewertung dargestellt werden. Der Nutzen eines Arzneimittels wird als „patientenrelevante[r] therapeutische[r] Effekt insbesondere hinsichtlich der Verbesserung des Gesundheitszustands, der Verkürzung der Krankheitsdauer, der Verlängerung des Überlebens, der Verringerung von Nebenwirkungen oder einer Verbesserung der Lebensqualität" beschrieben (Sozialgesetzbuch V (SGB V) IdF vom 28.12.2011 (BGBl. I S.2324) zuletzt geändert durch Artikel 3 des Gesetzes vom 04. Mai 2017 (BGBl. I S.1050)). Ein Arzneimittel weist einen Zusatznutzen auf, wenn der Nutzen „quantitativ oder qualitativ höher ist als der Nutzen, den die Vergleichstherapie aufweist" (Sozialgesetzbuch V (SGB V) IdF vom 28.12.2011 (BGBl. I S.2324) zuletzt geändert durch Artikel 3 des Gesetzes vom 04. Mai 2017 (BGBl. I S.1050)). Somit lässt sich als zweckmäßige Vergleichstherapie eine solche beschreiben, deren Nutzen mit dem Nutzen des neuen Arzneimittels verglichen wird. Der Zusatznutzen des Medikaments wird in sechs Stufen, und zwar auf einer Skala von *erheblichem Zusatznutzen* bis *geringem Zusatznutzen,* eingeteilt. Er wird in Bezug zur Größe, Patientenanzahl und Schweregrad der Erkrankung gesetzt (Bundesverband der pharmazeutischen Industrie e.V., 2017).

Das SGB V hält in §12 fest, dass Arzneimittel immer zweckmäßig, notwendig und wirtschaftlich sein müssen, damit sie von Leistungserbringern verordnet und anschließend von der GKV finanziert werden dürfen (Sozialgesetzbuch V (SGB V) IdF vom 20.12.1988 (BGBl. I S.2477)). Dies bedeutet, dass die Entscheidung stets den obigen Anforderungen entsprechen sowie auf den jeweiligen Patienten oder der jeweiligen Patientin individuell abgestimmt sein muss.

Ein Arzt oder eine Ärztin müssen sich bei der Auswahl zwischen zwei Arzneimitteln im Sinne des Wirtschaftlichkeitsgebots mit dem gleichen zu erwartenden Nutzen entscheiden. Der Arzt oder die Ärztin, also in diesem Falle der Leistungserbringende, könnten hierbei in einen Konflikt bezüglich der Verordnungsentscheidung geraten (Uphoff, 2016).

Es ist zu kritisieren, dass AMNOG eine Art Durchschnittsbetrachtung instrumentalisiert und einzelne Individuen benachteiligt werden. Angenommen für eine Patientensubgruppe wird Stufe fünf, also kein Zusatznutzen, der Quantifizierung festgestellt, bedeutet das nicht, dass nicht ein einzelner Patient oder eine Patientin einen Zusatznutzen von dieser Medikamenteneinnahme gehabt hätte. Der Preis des Medikaments wird einheitlich festgelegt, und nicht nach dem Zusatznutzen des einzelnen Patienten berechnet.

Aus diesem, zum System gehörenden, Grund wirft die Bewertung durch AMNOG den Zweifel auf, ob die Versorgung der Patienten und Patientinnen sich durch dieses Gesetz eventuell sogar verschlechtert hat. Kein Zusatznutzen bedeutet nicht, dass das Arzneimittel keine Wirksamkeit hat. Diese wurde bereits zuvor durch die Zulassung bescheinigt. Der Nutzen ist lediglich nicht höher als der der zweckmäßigen Vergleichstherapie (Hecken, o.J.).

Bei der Markteinführung des neuen Arzneimittels beruht die frühe Nutzenbewertung allein auf der Grundlage der bisher von den Pharmaunternehmen durchgeführten klinischen Studien. Da der Zeitraum für die Medikamentenzulassung einer Frist unterliegt, sind nicht in allen Fällen nach der Zulassung die vollumfänglichen Nutzen und Risiken des Medikaments bekannt. Die begrenzte Beobachtungsdauer der Patienten sowie die fehlende Alltagserfahrung in der breiten Anwendung der Versorgung sind zu kritisieren (Monecke, 2016).

4.2 Die Versorgungsqualität für Patienten und Patientinnen mit Typ-2-Diabetes

„Der Typ-2-Diabetes ist eine chronische Stoffwechselkrankheit, bei welcher der Zuckerspiegel im Blut erhöht ist" (Diabetes Ratgeber, 2017). Der Grund dafür ist eine Insulinresistenz. Da Diabetes keine meldepflichtige Erkrankung ist, ist die genaue Zahl der Betroffenen in Deutschland unbekannt. Es leben schätzungsweise rund sechs Millionen Menschen mit einem Typ-2-Diabetes, der mit Medikamenten behandelt wird. Darüber hinaus wird jährlich ca. eine halbe Million Menschen erstmalig mit Diabetes diagnostiziert. Da die Prävalenz der Erkrankung zunimmt und die Patienten tendenziell immer jünger werden, hat sie eine große ökonomische Bedeutung für Deutschland (Ackermann, 2018).

Die Arzneimittelversorgung gehört zu den zweitgrößten Kostenausgaben für die GKV. Im Jahre 2017 betrugen die Arzneimittelausgaben 35,2 Milliarden Euro. Davon wurden ca. 2,7 Milliarden für Finanzierung der medikamentösen Behandlung von Typ-2-Diabetes verwendet (Deutsche Diabetes Gesellschaft, 2018). Die Erkrankung stellt nicht nur eine starke individuelle Belastung für die betroffenen Patienten und Patientinnen dar, es gehen mit ihr auch erhebliche Kosten für das gesamte Gesundheitswesen einher (Kruse & Kulzer & Lange, 2016).

AMNOG wird besonders in Bezug auf die beschriebe Erkrankung kritisiert. Die frühe Nutzenbewertung ist nicht geeignet, um die Wirkung und Effektivität von Medikamenten zur Behandlung von Typ-2-Diabetes festzustellen. Den positiven Nutzen oder auch unerwünschte Nebenwirkungen kann man oft erst nach vielen Jahren der Therapie beobachten. Somit muss die frühe Nutzenbewertung (FNB) als vorläufig angesehen werden. Bei onkologischen Produkten zeigt sich bezüglich der Wirksamkeit ein wesentlich schnellerer Erfolg. Das liegt an einer wachsenden Lebenserwartung, die gut und schnell messbar ist. Bei chronischen Erkrankungen lassen sich Nutzen oft erst spät feststellen, und die Ergebnisse sind mit Studien sehr schwer zu erfassen. Durch die erforderliche Dauertherapie lassen sich somit zum Zeitpunkt der Zulassung keine patientenrelevanten Endpunkte festhalten (Monecke, 2016).

Besonders im Bereich der Diabetestherapie werden entsprechende Arzneimittel befristet, da für sie ein Nutzenhinweis der langfristigen Effekte von großer Bedeutung ist. Zum Zeitpunkt der FNB liegen keine Langzeitdaten vor, daher werden die Arzneimittel durch den G-BA mit dieser Befristung gesichert. Es findet eine erneute Nutzenbewertung (ENB) statt. Viele Medikamente für diese Erkrankung werden zu früh getestet und erreichen durch zu wenige positive Daten eine Wertung, die eine - für die Pharmaunternehmen - positive Preisverhandlung mit den GKV unmöglich machen (Hammerschmidt, 2016).

Seit dem Inkrafttreten des AMNOG sind in Deutschland für die Behandlung der Stoffwechselerkrankung viele neue Wirkstoffe in den Markt eingeführt worden. Ein Großteil davon ist aufgrund der schlechten Bewertung durch die FNB bereits nicht mehr verfügbar. Dazu gehören Wirkstoffe wie Linagliptin, Lixisenatid, Vildagliptin und Canagliozin. Die Therapievielfalt zur Behandlung von Diabetes wurde eingegrenzt (Laschet, 2017).

Die Grundsätze des AMNOG lassen sich nicht auf alle Krankheiten anwenden. Dadurch erfahren Patienten eine Verschlechterung in der Behandlung ihrer Erkrankung. Medikamente, die Ihnen möglicherweise langfristig einen großen Nutzen bereiten könnten, werden vom Arzneimittelmarkt entfernt, verspätet, oder gar nicht eingeführt. Für Arzneimittel ohne Zusatznutzen orientiert sich der Preisrahmen an jenen der Vergleichstherapie. Im Bereich der Diabetestherapie handelt es sich dabei meist um Generika, sodass der ausgehandelte Preis häufig nur Centbeträge ergibt. Somit ist der Vertrieb für den Hersteller nicht mehr rentabel bzw. tragbar (Uphoff, 2016).

Diese Marktrücknahmen, beispielsweise das Medikament Vildagliptin betreffend, bedeuten für den Patienten oder die Patientin eine Therapieumstellung auf ein anderes Präparat. Dies stellt sowohl eine große Belastung für den Betroffenen, als auch den behandelten Arzt dar. Ebenso ist dieses Phänomen aus ökonomischer Sicht für die GKV kostenintensiv. Eine Therapieumstellung bei Diabetes ist geprägt von häufigen Arztbesuchen, erneuten Schulungen, Komplikationen wie z.B. Hypoglykämien oder einen eventuellen Arbeitsausfall (Laschet, 2017).

Ein weiterer Kritikpunkt bezüglich der Versorgungsqualität für Diabetiker stellt die fehlende Einbeziehung einer additiven Wirkung eines Arzneimittels dar. Die zusätzliche

Medikamenteneinnahme zu einer bereits einzunehmenden Substanz wird im AM-NOG nicht berücksichtigt. Diese könnte aber einen positiven Effekt auf die Lebensqualität des Patienten darstellen (Hammerschmidt, 2016).

Aufgrund von vielen möglichen Folgeerkrankungen ist auch aus ökonomischer Sicht der GKV eine gute Behandlung der Erkrankung von Vorteil. Durch erwünschte Einsparungen in der Therapie, beziehungsweise bei den Medikamentenpreisen, könnten erhöhte Kosten für die Behandlung von Folgeerkrankungen zum Tragen kommen.

Die Versorgungsqualität der Patienten hat dadurch abgenommen, dass die Diversität der Arzneimittel und auch die Behandlungsfreiheit der Ärzte deutlich vermindert wurde. Eine gute Versorgungsqualität für Patienten wird durch eine Therapie ausgemacht, die zur jeweils patientenindividuellen Situation passt. Das Verschreibungsverhalten des Arztes richtet sich nach der Wirtschaftlichkeit und dem verhandelten Preis. Durch die eingeschränkte Therapiefreiheit des Arztes sowie der zunehmenden Ökonomisierung von medizinischen Leistungen leiden die betroffenen Patienten und Patientinnen (Uphoff, 2016).

Die Behandlung von Typ-2-Diabetes hat an Therapiereichtum verloren - Patienten und Patientinnen mussten umgestellt werden, obwohl die Therapie zur Erhaltung der körperlichen Leistungsfähigkeit positiv hätte beeinflusst werden können.

Pharmaunternehmen haben weniger Motivation neue Wirkstoffe und Produkte zur Behandlung von Diabetes auf den Markt zu bringen. Deutschland hat medizinische Innovationen eingebüßt.

5 Zusammenfassung/Fazit

Ziel des AMNOG ist, die rasant steigenden Arzneimittelausgaben der gesetzlichen Krankenkassen einzudämmen. Mit dem Gesetz wird der Weg für fairen Wettbewerb und eine stärkere Orientierung am Wohl der Patienten freigemacht. Das AMNOG schafft eine neue Balance zwischen Innovation und Bezahlbarkeit von Medikamenten (Bundesgesundheitsministerium, 2016).

Ziel der Hausarbeit war es, die Grundlagen des AMNOG darzustellen und die Auswirkung des Gesetztes auf die Versorgungsqualität der Patienten und Patientinnen zu erörtern. Das Zitat aus dem Gesetzesentwurf aus dem Jahre 2016 stimmt leider nicht mit dem aktuellen Stand der Versorgung von Menschen mit Typ-2-Diabetes überein. Seit der Einführung vor sieben Jahren wird das AMNOG kontrovers diskutiert. Die Nützlichkeit einer Behandlungsoption ist nicht von rein ökonomischen Kriterien abhängig, sondern muss auch zu der jeweiligen Lebenssituation des Patienten passen.

Der Grundgedanke des AMNOG ist positiv zu werten und schützt Patienten und Patienten vor unseriösen Heilversprechen. Für ihre Versorgungsqualität von ist es ein großer Nachteil, dass die Forschung für chronische Erkrankungen an Priorität seitens der Pharmaunternehmen verloren hat. Durch die bereits vorhandenen Generika ist es sehr schwer, ein lukratives Medikament herzustellen. Die Versorgungsqualität hat aufgrund der geringen Auswahl an Medikamenten nachgelassen. Dies wird mit Marktrücknahmen seitens der Pharmaindustrie begründet, für die sich die Forschungsbedingungen unter AMNOG verschlechtert haben.

Der Fehler im AMNOG besteht darin, dass sich die Versorgung von Typ-2-Diabetikern und Diabetikerinnen nicht am individuellen Nutzen der Patienten und Patientinnen orientiert, sondern durch den Arzneimittelpreis bestimmt wird. Es besteht ein deutlicher Nachbesserungsbedarf, um das Verfahren effizienter und qualitätsorientierter zu gestalten. Aus gesundheitsökonomischer Sicht ist die Preisbildung von Arzneimitteln anhand des Patientennutzen grundsätzlich sinnvoll. Patienten und Patientinnen haben im Hinblick auf die Beitragszahlungen bei der GKV ein Interesse an wirtschaftlichen Preisen. Die schwindenden Innovationsanreize verschlechtern jedoch die Versorgungsqualität der Patienten und Patientinnen.

Die praktische Vorgehensweise des AMNOG bedarf der Korrektur und Nachbesserung, um das Zitat aus dem Gesetzesentwurf einzuhalten. Für die Zukunft bleiben Fragestellungen offen, die aus AMNOG ein optimiertes System bezüglich der Versorgungsqualität für Typ-2-Diabetiker und Diabetikerinnen entwickeln könnten. Unabhängige klinische Experten könnten eingesetzt werden, um die unterschiedliche Versorgungsqualität von Patienten und Patientinnen zu verhindern (Laschet, 2017). Die Kosten von Pharmaunternehmen für die Forschung und Entwicklung könnten refinanziert werden, damit der Anreiz für Innovationen wieder ansteigt. Besonders bei chronischen Erkrankungen muss geklärt werden, wie lange die Lebensqualität und der Nutzen des Betroffenen oder der Betroffenen beobachtet werden muss, um zuverlässige Aussagen über den Nutzen treffen zu können.

Anspruch der Hausarbeit war es, das AMNOG im Bereich der Versorgungsqualität in der Diabetestherapie darzustellen. Zusammenfassend lässt sich festhalten, dass viele Missstände behoben werden müssen, um die Versorgung von Diabetikern zu verbessern.

AMNOG hat sich in den letzten Jahren als lernendes System bewährt. Seit 2011 fanden bereits mehrere Anpassungen statt, und es werden für eine qualitativ hochwertige Patientenversorgung noch weitere Anpassungen und Gesetzesänderungen nötig sein. Für die dargestellten Patientengruppe muss AMNOG zu einem Gesetz mit Zusatznutzen werden.

6 Literaturverzeichnis

Ackermann, J. (2018). Folgenschwere Versuchung. Deister-Anzeiger (07.07.2018),
S.A2.

Bundesgesundheitsministerium. 2016. Arzneimittelneuordnungsgesetz (AMNOG). Verfügbar unter: https://www.bundesgesundheitsministerium.de/service/begriffe-
von-a-z/a/arzneimittelmarktneuordnungsgesetz-amnog.html (24.07.2018).

Bundesverband der pharmazeutischen Industrie (2017). AMNOG-Daten 2017.Verfügbar
unter: https://www.bpi.de/fileadmin/media/bpi/Downloads/Internet/Publikatio
nen/AMNOG-Daten/AMNOG-Daten-2017.pdf (24.07.18).

Cassel,   D.   &   Ulrich,   V.   (2017).   AMNOG-Daten   2017.   Verfügbar   unter:
https://www.bpi.de/fileadmin/media/bpi/Downloads/Internet/Publikationen/AM
NOG-Daten/AMNOG-Daten-2017.pdf (24.07.2018).

Deutscher Bundestag (2010). Gesetzentwurf der Fraktionen der CDU/CSU und der FDP.
Verfügbar   unter: http://dip21.bundestag.de/dip21/btd/17/024/1702413.pdf
(24.07.18).

Deutsche Diabetes Gesellschaft (2018). Deutscher Diabetesbericht Diabetes 2017. Verfügbar   unter: https://www.diabetesde.org/system/files/documents/gesundheits
bericht_2017.pdf (25.07.18).

Diabetes Ratgeber (2017). Diabetes mellitus Typ 2. Verfügbar unter: https://www.diabe
tes-ratgeber.net/Diabetes-Typ-2 (20.07.2018).

Die Pharmabranche in Deutschland, o.J. Verfügbar unter: https://www.pharma-fak
ten.de/die-branche/#&gid=lightbox-group-37&pid=2 (20.07.18).

Gemeinsamer Bundesausschuss 2017. Die Aufgaben des G-BA nach AMNOG. Verfüg
bar unter: https://www.g-ba.de/institution/themenschwerpunkte/arzneimittel/nut
zenbewertung35a (25.07.18).

Hammerschmidt, T. (2016). Benachteiligt das AMNOG systematisch Medikamente in der Indikation ‚Diabetes mellitus'?. Diabetes aktuell. ,14(08), S.385-394.

Hecken, J. (o.J.). Lebensqualitäts-Konzepte: Chancen und Grenzen. Verfügbar unter: http://frankfurterforum-diskurse.de/wp-content/uploads/2016/11/Heft_14_Vor trag_4.pdf (30.07.18).

IQVIA Commercial GmbH & Co., 2018. IQVIATM Marktbericht-Entwicklung des deutschen Pharmamarktes im Jahr 2017. (20.07.18).

Kruse, J. & Kulzer B. & Lange K. (2016). Psychosomatische Medizin. Die häufigsten Eingriffe sicher meistern. München: Uexküll. S.842.

Laschet, H. (2017). AMNOG und Diabetologie. Eine unerfreuliche Bilanz. Verfübar unter: https://www.aerztezeitung.de/politik_gesellschaft/arzneimittelpolitik/article/ 927624/amnog-diabetologie-unerfreuliche-bilanz.html (25.07.18).

Lexikon des deutschen Gesundheitssystems-Online. 2018. Gesetz zur Neuordnung des Arzneimittelmarktes in der gesetzlichen Krankenversicherung. Verfügbar unter: http://online-bibliothek.medhochzwei-verlag.de/campuslogin/online-biblio thek.medhochzwei-verlag.de/Xaver/start.xav?produkt=kw_LexGe Markt&ts=27.07.2018&kunde=hfop&i dent=aae365f7ec75b0f643f2c102e4ed9eec&startSkin=Werk&startbk=mhz_Kli nikwissen_LexGesMarkt#__mhz_Klinikwissen_LexGes Markt__%2F%2F*%5B%40attr_id%3D'S_LexGes Markt%2FBst_G%2FErls%2FErl_Gesetz%20zur%20Neuord nung%20des%20Arzneimittelmarktes%20in%20der%20gesetzlichen%20Kran kenversicherung'%5D__1532697984677 (25.07.2018).

Monecke, A. (2016). AMNOG: Therapiefreiheit ade? Verfügbar unter: https://www.diabetes-online.de/infobox/a/amnog-therapiefreiheit-ade-1760243 (25.07.18).

Peter, T. (2011). Gesundheit und soziale Ungleichheit in Deutschland. Hamburg: Diplomica Verlag GmbH. S.12.

Plötz, H. (2013). Kleine Arzneimittellehre für Fachberufe im Gesundheitswesen. Salching: Springer Verlag.

Schwabe, U. & Paffrath, D. (2016). Arzneimittelverordnungs-Report 2016. Berlin, Heidelberg: Springer.

Simon, M. (2013). Das Gesundheitssystem in Deutschland – Eine Einführung in Struktur und Funktionsweise. Bern: Hans Huber. S. 356-358.

Statistisches Bundesamt. 2018. Arzneimittelausgaben der gesetzlichen Krankenversicherung (GKV) in den Jahren 1999 bis 2017. Verfügbar unter: https://de.sta tista.com/statistik/daten/studie/152841/umfrage/arzneimittelausgaben-der-ge setzlichen-krankenversicherung-seit-1999/ (18.07.2017).

Statistisches Bundesamt. 2018. Bruttoinlandsprodukt (BIP) in Deutschland von 1950 bis 2017 (in Milliarden Euro). Verfügbar unter: https://de.statista.com/statistik/da ten/studie/4878/umfrage/bruttoinlandsprodukt-von-deutschland-seit-dem-jahr-1950/ (18.07.2017).

Statistisches Bundesamt. 2018. Jährliche Gesundheitsausgaben in Deutschland in den Jahren von 1992 bis 2016 (in Millionen Euro). Verfügbar unter: https://de.sta tista.com/statistik/daten/studie/5463/umfrage/gesundheitssystem-in-deutsch land---ausgaben-seit-1992/ (18.07.2017).

Uphoff, H. (2016). Therapiefreiheit ade? Was das AMNOG für Ärzte und Patienten bedeutet. Verfügbar unter: https://www.diabsite.de/aktuelles/nachrich ten/2016/160303b.html (30.07.18).

Vfa 2018. AMNOG schnell erklärt. Verfügbar unter: https://www.vfa.de/de/wirtschaft-po litik/abcgesundheitspolitik/amnog-schnell-erklaert.html (25.07.18).

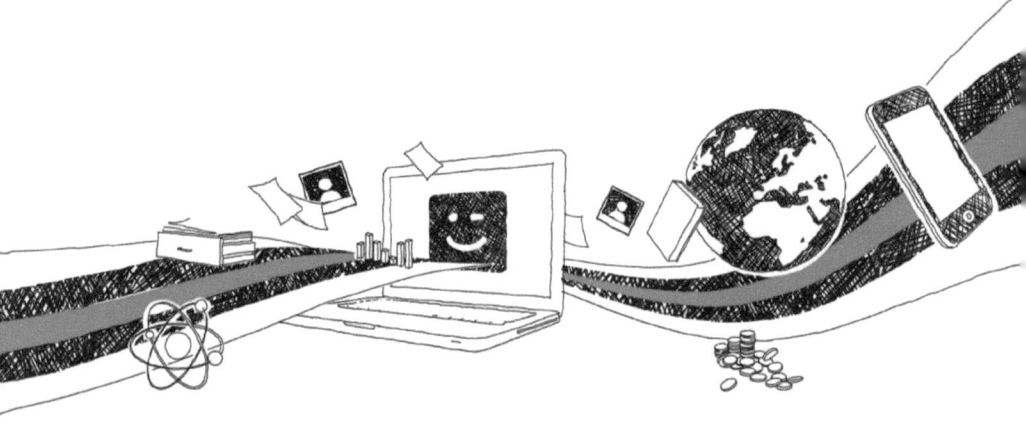
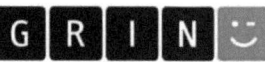